CONTRIBUTION A L'ÉTU[DE]

DES ANOMALIES

DE L'URETÈRE

PAR

Le Docteur Louis SPALETTA

DE LA FACULTÉ DE MÉDECINE DE PARIS

Ancien externe des Hôpitaux,

Médaille de Bronze de l'Assistance publique.

PARIS

HENRI JOUVE, ÉDITEUR

15, RUE RACINE, 15.

1895

CONTRIBUTION A L'ÉTUDE

DES ANOMALIES

DE L'URETÈRE

PAR

Le Docteur Louis SPALETTA

DE LA FACULTÉ DE MÉDECINE DE PARIS

Ancien externe des Hôpitaux,
Médaille de Bronze de l'Assistance publique.

PARIS
HENRI JOUVE, ÉDITEUR
15, RUE RACINE, 15

1895

A Monsieur et Madame Colette

hommage respectueux

Dr [illegible]

[illegible] nov. [illegible]

A LA MÉMOIRE DE MON GRAND-PÈRE

LE DOCTEUR ROUFFY

CONSIDÉRATIONS GÉNÉRALES

L'extension si rapide de la chirurgie et la multiplication des interventions sur tous les organes, quels qu'ils soient, nous ont fait penser qu'il serait intéressant et peut-être utile de rechercher les diverses modifications que subit l'uretère tant dans sa forme que dans son nombre et sa direction.

La plupart des anomalies de l'uretère, sont, il est vrai, des anomalies de nombre, mais elles modifient par cela même la situation de ce conduit, et si l'on se rappelle que ces anomalies sont souvent liées à celles des vaisseaux du rein, il est bon que le chirurgien soit prévenu qu'au moment de former son pédicule dans une néphrectomie, par exemple, il peut avoir plusieurs vaisseaux ou plusieurs uretères à lier. La présence de deux bassinets ou de deux uretères sera aussi à considérer dans des cas de calculs, d'hydronéphrose et même d'urémie.

Les anomalies d'abouchement de l'uretère à la vulve, dans le vagin ou tout autre organe abdominal offrent aussi un champ largement ouvert aux interventions chirurgicales, et les cas commencent a être fréquents où le résultat acquis ne peut qu'encourager de nouvelles tentatives.

Jusqu'en ces dernières années, en effet, les anomalies de l'urétère portant sur sa duplicité plus ou moins complète, ne résultaient guère que des trouvailles d'autopsie et si on les signalait aux sociétés savantes ce n'était que par curiosité anatomique. Mais avec les nouveaux moyens d'exploration dont dispose maintenant la chirurgie et surtout grâce aux interventions de plus en plus nombreuses qui se pratiquent dans la cavité abdominale, ces anomalies ne passeront plus inaperçues et il nous semble que les chirurgiens auront intérêt à en connaître la fréquence et les principales modalités.

Déjà les anomalies d'abouchement, lorsque l'uretère vient s'ouvrir dans le vagin et à la vulve par exemple, ont vu la chirurgie contemporaine parer à leurs inconvénients. Mais ces malformations s'accusaient par des symptômes perceptibles, tandis que dans la plupart des cas les autres malformations n'ont donné lieu à aucun symptôme qui éveillât l'attention. Il est évident que l'existence des deux uretères n'est pas essentielle à la vie d'un homme, et qu'il peut aussi en avoir de supplémentaires sans en éprouver le moindre inconvénient.

Cependant un chirurgien opérant sur l'appareil rénal s'assurera toujours de la coexistence des deux systèmes afin de n'être pas exposé à enlever un rein ou un uretère chez un malade qui ne posséderait que celui-là. De même la connaissance d'un uretère double importera dans toute intervention abdominale et principalement dans les interventions sur le col de l'utérus.

Nous n'avons pas à insister sur les rapports de l'uretère avec le col de l'utérus, il nous suffira de faire remarquer qu'un uretère complètement double, c'est-à-dire s'abouchant dans la vessie par deux orifices distincts, présentera au moment de son passage dans les ligaments larges un volume bien plus considérable que normalement et pourra être lésé plus facilement. De plus les deux uretères n'étant unis que par du tissu cellulaire lâche et leurs orifices d'abouchement étant quelquefois distants de 1 centimètre, on comprend qu'ils pourront s'écarter et que l'un d'eux pourra n'être pas compris dans le pédicule.

Les cas nombreux d'imperforation de l'uretère que nous avons pu relever, bien que se manifestant d'ordinaire dès la naissance et étant accompagnés d'autres malformations ne devront pas non plus passer inaperçus, et bénéficieront, comme les abouchements de l'uretère dans les organes abdominaux où à l'extérieur, des progrès et des succès de la chirurgie moderne.

Il en sera de même de la duplicité plus ou moins complète qui jusqu'à présent n'avait pas attiré l'attention, mais l'exploration plus précise et plus fréquente de l'uretère soit par la voie abdominale ou par l'endoscopie renseignera sur la fréquence de ces anomalies qui pourront ainsi être reconnues sur le vivant.

Et il est certain que cette constatation pourrait n'être pas inutile dans certains cas d'un diagnostic difficile. De même la pathologie rénale d'un individu pourvu d'une duplicité de l'uretère pourrait présenter des aspects particuliers qui n'ont pas encore été étudiés, mais qui n'en existent peut être pas moins ; quand cela ne serait qu'au point de vue de l'infection ascendante ou descendante des organes génito-urinaires pouvant se produire plus facilement puisqu'elle aurait plus de voies de communication.

Classification

Ensemble complexe de vaisseaux afférents et efférents, d'éléments sécréteurs et de canaux d'excrétion, le système rénal ne saurait échapper à ces moments d'instabilité embryonnaire qui engendrent les anomalies. Cette multiplicité des parties constituantes jointe aux phases variées de son développement l'expose plus que les autres systèmes aux diverses malformations. Les anomalies les plus nombreuses portent sur le rein lui-même ; celles des vaisseaux sanguins ne sont pas encore bien connues ; elles ne paraissent pas liées à celles de l'uretère car dans les cas que nous avons relevés, elles ne coïncident que trois ou quatre fois.

Les anomalies de l'uretère paraissent, au contraire coïncider assez souvent avec celles des reins. L'absence de l'un ou des deux reins entraîne l'absence de l'un ou des deux uretères ; nous voyons des anomalies se produire lorsque ces viscères sont congénitalement déplacés ou soudés entre eux par une de leurs extrémités, ou simplement multilobés. Enfin ceux qui ont signalé l'existence de trois reins (Boyer (1), Gavard) ont trouvé en même temps trois uretères.

(1) Boyer. — Traité d'anatomie. Tome II.

Mais ces rapports ne sont pas assez constants pour nous permettre d'établir une division ou de baser sur eux la classification des diverses anomalies de l'uretère que nous avons pu relever dans la littérature médicale.

Nous suivrons donc l'ordre le plus naturel, c'est-à-dire de l'anomalie la plus simple à l'anomalie la plus complexe.

CHAPITRE I

Absence des deux uretères

Ces cas ont été observés chez des nouveaux-nés mal conformés. Cette absence est toujours liée à celle des reins et des vaisseaux rénaux.

Trois cas ont été rapportés par Pigné (1), Mayer de Bonn et Debierre.

Il suffit de les signaler sans en rapporter les observations qui ne font que noter cette absence, d'ailleurs incompatible avec la vie.

(1) Pigné. — Bulletin de la Société anatomique. 1837.

CHAPITRE II

Absence d'un uretère

Cette anomalie, comme la précédente est liée à l'absence du reste de l'appareil rénal du même côté. Il est à remarquer que cette absence observée sept fois porte cinq fois sur le système rénal gauche. Elle a été constatée à tous les âges et est donc parfaitement compatible avec la vie ; en général, le rein de l'autre côté est hypertrophié. Souvent la capsule surrénale est à sa place du côté où manque le rein. Il n'existe presque jamais sur l'aorte abdominale ni sur la veine cave inférieure, de traces des vaisseaux rénaux.

Les cas que nous avons relevés ne faisant que mentionner cette absence, nous nous dispensons de les publier.

Dans les bulletins de la Société Anatomique, nous avons relevé ceux de Cruveilhier (1860), Dufour (1851), Ducamp, Debierre, Cayla (1886), Besançon (1889), Noel (1892).

Dans la *Gazette médicale de Strasbourg*, un cas de Stoltz.

Dans la thèse de Favier (1872) un cas de Klewitz.

CHAPITRE III

Duplicité de l'uretère

Au point de vue anatomique, il nous semble que l'on n'a pas attaché une importance assez grande à cette anomalie de l'uretère qui, si l'on en croyait M. le docteur Poirier, se présenterait trois fois sur cent. Malgré de nombreuses recherches, nous n'avons pu en réunir qu'une trentaine de cas; il est vrai que de nombreux cas ont dû passer inaperçus parce que dans une autopsie précipitée et intéressante au point de vue thoracique, par exemple, on peut ne pas s'inquiéter des uretères. De nombreux cas aussi ont dû être perdus qui auront paru insignifiants. Néanmoins dans le cours de nos études il ne nous a été donné de l'observer que deux fois, et cependant surtout dans le service de notre vénéré maître le docteur Letulle, les autopsies étaient faites très soigneusement. Pendant la dernière année de nos études, nous avons fait rechercher cette anomalie par plusieurs de nos camarades, internes des hôpitaux, et nous n'en avons eu que deux cas.

Malgré cela nous croyons à une fréquence plus grande de ces anomalies si elles étaient suffisamment observées.

La duplicité de l'uretère peut être incomplète ou

complète, c'est-à-dire que les deux conduits qui partent du même rein peuvent ou non se réunir avant d'atteindre la vessie. La duplicité incomplète de l'uretère n'a jamais été observée que d'un seul côté à la fois, tandis que la duplicité complète peut être unilatérale ou bilatérale.

Ces anomalies ont été observées beaucoup plus souvent chez la femme que chez l'homme, dans la proportion de sept sur dix. Ce fait est important à noter, car c'est chez la femme qu'ont lieu le plus souvent les interventions dans lesquelles le chirurgien aura à tenir compte de la présence de l'uretère et de son intégrité.

Dans les cas de duplicité unilatérale, elle porte le plus souvent à gauche.

Nous avons donc à étudier trois formes des anomalies de nombre de l'uretère, mais pour plus de clarté et pour ne pas élargir le cadre restreint de notre thèse, nous avons considéré à part les cas où le rein était anormal, c'est-à-dire le plus souvent unique.

1° *Duplicité incomplète*

Comme nous l'avons dit elle est toujours unilatérale, cependant on peut la voir coïncider avec une duplicité complète de l'autre côté. Sur sept cas où le côté était mentionné, l'anomalie s'est produite cinq fois à gauche et deux fois à droite, et plus souvent chez la femme que chez l'homme.

FIGURE 1

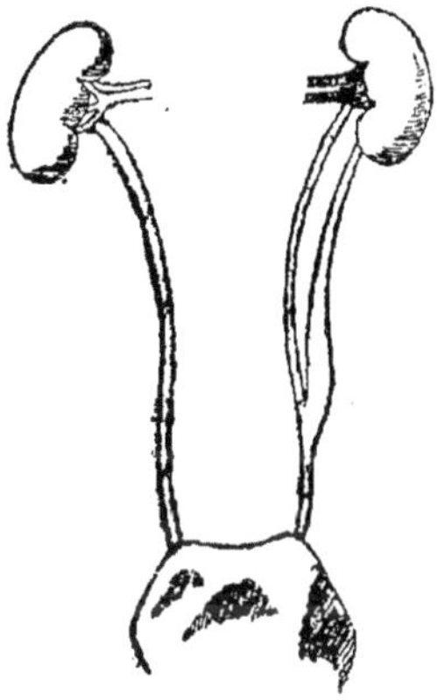

Duplicité incomplète — Cas de l'observation VI.

Les deux uretères naissent de deux bassinets, l'un supérieur, l'autre inférieur. Quelquefois l'un est interne, l'autre externe, les rapports avec les vaisseaux rénaux sont alors changés. Ils suivent le même trajet et sont accolés l'un à l'autre par un tissu cellulaire lâche qui permet leur dissociation. Ils sont indépendants dans la plus grande partie de leur trajet et ne se réunissent qu'à une distance de la vessie qui varie entre quatre et dix centimètres. Ils peuvent se réunir très près de leur embouchure dans la vessie puisqu'on a vu l'un d'eux venir se jeter dans le pourtour de l'orifice de l'autre, mais nous ne les avons jamais vu se réunir à une distance plus grande que dix centimètres. Ces deux uretères possèdent le même calibre, et celui qui résulte de leur fusion est égal comme calibre à un seul des deux uretères. Il ne représente pas leur somme.

Ces deux uretères et celui qui leur fait suite sont toujours perméables.

Voici les cas que nous avons pu relever :

Liouville (Soc. Anat., fév. 1868).

Sébileau et Modiano (Soc. anat. 1889).

Davis (Cyclopaedia of Children, 1890), quatre cas.

H. Thompson (Pathological Transactions. vol. VI).

Kelly (Path. Trans. vol. VII).

Wood (Path. Trans. vol. XIX).

Roberts (Reynolds system of medicin. vol. III.

Mittchell (Med, et Surg. Cook. co. Hosp. 1890).

Frank Thorp Porter (Path. soc. of Dublin 1878), et les deux cas inédits que nous avons présenté à la Société Anatomique en juillet 1895.

Observation I

Liouville (*Bull. soc. Anatomique, fev.* 1868)

Ayant communiqué avec Coyne en janvier 1868 son cas de duplicité complète bilatérale présente en février 1868, un « nouvel exemple de duplicité de l'uretère gauche. Dans ce cas, l'uretère partant double du rein, aboutissait à un seul orifice vesical. Le rein de ce côté était plus long et plus pesant de 30 grammes que celui du côté opposé. »

Observation II

Sebileau et Modiano (1889)

« Le rein droit reçoit deux artères et deux veines. Le système excréteur est formé par deux uretères, dont le volume est sensiblement égal sur toute l'étendue. L'uretère externe naît de la partie inférieure du bord interne du rein par un bassinet volumineux, limité en bas par l'artère rénale inférieure, en haut par l'artère supérieure. Ce bassinet est postérieur aux vaisseaux.

L'uretère interne moins volumineux naît du centre du bord interne par un petit bassinet caché sous les vaisseaux supérieurs. Les deux uretères suivent le même trajet, ils sont accolés l'un à l'autre par un tissu cellulaire lâche qui permet leur dissociation.

Ils se réunissent dans le bord inférieur du ligament large à 4 centimètres de la vessie. Perméables tous deux, ils sont normaux comme volume. »

Observation III

L. Hudson. — Path. soc. of London (1893)

Montre un double uretère chez une femme, l'un s'ouvrait dans l'urèthre, immédiatement au dessous du sphincter vésical, et l'autre dans la vessie. Il s'était dilaté comme un bassinet et contenait du pus, tandis que l'autre était normal.

Il ne pense pas que la déformation eut rien de commun avec la persistance du canal de Wollf puisque l'uretère anormal venait de la partie inférieure et non supérieure du rein.

M. Bland Sutton remarque que certains cas de duplicité de l'uretère chez l'homme proviennent de la persistance d'un conduit de Muller.

Observation IV

Frank Thorp Porter. — Pathol. soc. of Dublin (1878)

Montre un cas de double uretère sur un sujet masculin de 30 ans. Les deux uretères se réunissent en un seul à un pouce de la vessie.

L'uretère surnuméraire, entouré de graisse, sortait de la partie supérieure du hile du rein, l'autre sortait normalement. La capsule rénale était libre.

L'autre uretère est normal.

Observation V

Davis (1890). — *Cyclæpadia of the diseases of Children. Vol. III*

A observé à l'Asile des Enfants à New-York un enfant de 2 ans mort de bronchite.

A l'autopsie, on a trouvé une duplicité unilatérale gauche de l'uretère. Les deux canaux se réunissent à environ un pouce et demi avant de pénétrer dans la vessie.

Trois cas semblables ont été observés depuis par le Dr Davis.

Observation VI (Personnelle)

Recueillie dans le service de M. Ribemont-Dessaignes chez une femme morte d'urmie

Le rein gauche est un peu plus volumineux que le droit. Il n'y a aucune anomalie artérielle.

Du hile partent deux bassinets, l'un supérieur, l'autre inférieur, auxquels font suite deux uretères qui cheminaient accolés l'un à l'autre par un tissu cellulaire lâche permettant de les séparer facilement.

Ils se réunissent à environ dix centimètres de la vessie pour ne plus former qu'un seul canal,

Le volume de chacun d'eux est normal, mais l'uretère né du bassinet inférieur présente un léger renflement un peu avant sa jonction avec l'autre. Le canal résultant de leur réunion est de même calibre que l'un d'eux.

Tous deux sont perméables.

Observation VII (Personnelle)

Recueillie dans le service de M. Gilbert chez une femme morte d'un cancer de l'utérus

L'anomalie porte sur l'uretère droit. Du rein droit qui ne paraît nullement altéré partent deux bassinets, le supérieur plus volumineux et plus long que l'inférieur, qui se continuent par deux uretères de forme et de volume normaux.

Ces deux uretères se réunissent en pleine masse cancéreuse à une distance de la vessie que nous n'avons pu mesurer, mais que l'on peut évaluer à quatre centimètres.

Comme à l'ordinaire ces deux uretères étaient perméables et cheminaient dans une même gaîne de tissu cellulaire lâche.

2° Dans deux des cas que nous avons relevés, la duplicité est complète à gauche et incomplète à droite.

L'une de ces observations est inédite, elle se trouvait dans les Opuscules de chirurgie de Morand. L'autre a été publiée par Bidwell à la Trans. Path. Soc. London (1890.

Observation VIII (Inédite)

Opuscules de chirurgie de Morand. — Autopsie de M. le baron Dublaysel

« Nous avons trouvé le rein droit en inflammation et par là augmenté considérablement du volume naturel.

De ce rein partait deux uretères, dont les vaisseaux sanguins étaient gonflés et en inflammation.

Ces uretères s'unissant ensemble à quelques pouces de la vessie n'avaient qu'une et même insertion.

Au lieu du rein gauche qui était oblitéré, il y avait une capsule membraneuse avec deux uretères qui, sans se confondre allaient séparément à la vessie. L'un s'ouvrait dans la vessie à l'ordinaire, l'autre était bouché en haut par deux petites pierres et près de la vessie par plusieurs autres.

Enfin au lieu de l'ouverture dans la vessie ils s'ouvraient dans un sac pierreux qui était en suppuration.

Observation IX

Bidwell. — Trans. Path. soc. London (1890). — *Observation prise sur un enfant mâle de 6 mois à l'hôpital Evelina (Dr G. Carpenter). — L'enfant mourut de diarrhée.*

Il y a deux uretères de chaque côté.

Celui de gauche débouche par deux ouvertures dans la vessie ; celui de droite débouche par un simple ouverture.

Reins sains.

CHAPITRE IV

2. *Duplicité complète unilatérale.*

C'est une des plus fréquentes parceque non seulement elle peut exister seule, mais on la voit aussi coïncider avec une duplicité incomplète et avec d'autres anomalies du système rénal.

Nous en retrouverons de nombreux cas dans les anomalies d'abouchement de l'uretère.

FIGURE II

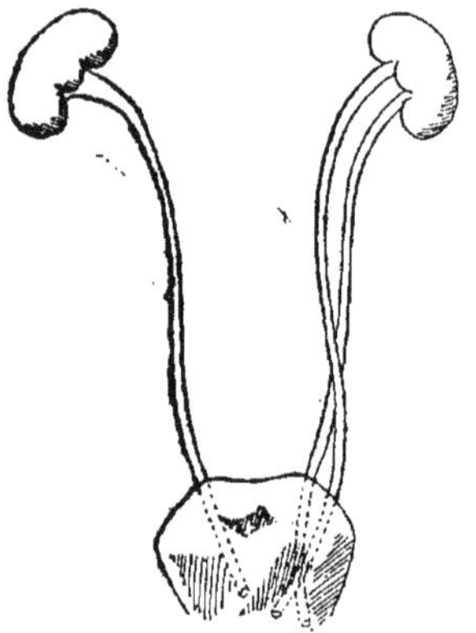

Duplicité complète unilatérale — Cas de l'observation XIII.

Les deux uretères naissent le plus souvent de deux bassinets l'un supérieur et l'autre inférieur. Le bassinet supérieur est en général plus long que l'inférieur ; mais le même nombre de calices ne concourent pas à leur formation. Cela est très variable, des calices même du bassinet supérieur communiquent avec ceux de l'inférieur. De là les deux uretères convergent l'un vers l'autre et suivent toujours le même trajet jusqu'à leur abouchement dans la vessie. Ils sont contenus dans une même gaine, unis et séparés par un tissu cellulo graisseux lâche et abondant.

Ils sont toujours égaux entre eux comme calibre qui est celui d'un uretère normal. Ils sont toujours perméables. Ce qui constitue la duplicité complète, c'est qu'ils s'ouvrent isolément dans la vessie.

Ces deux ouvertures occupent toujours dans la vessie le lieu qui reçoit l'embouchure de l'uretère normal. Plus exactement c'est l'orifice inférieur qui répond à l'orifice urétéral normal tandis que l'orifice supérieur est situé plus en arrière et en dedans. La distance qui sépare ces deux orifices est variable, on les a vu séparés par un simple repli de la muqueuse (Broca) et distants l'un de l'autre de un centimetre et demi (Pilate). Ils sont comme les orifices normaux taillés en bec de flûte.

Les cas publiés sont ceux de :

Broca (Soc. An, 1850). Lemarchand (Soc. An. 1861). Pilate (Soc. An. 1867). Poirier (Soc. biologie 1891). Orthmann (Centralblatt fur Gynœk. Leipsig 1893). Hudson (Path, Soc. of London 1893). Griffon (Soc. Anat. 1894).

Observation X

Broca (*S. A.* 1850). — *Anomalie de l'uretère sur un sujet du sexe masculin.*

« Deux uretères bien distincts et distants de deux centimètres l'un de l'autre, se détachent du hile du rein gauche, puis ils convergent l'un vers l'autre, se juxtaposant au niveau de la symphise sacro-iliaque ; ils restent cependant distincts et s'ouvrent isolément dans la vessie. Les deux ouvertures séparées par un simple pli de la muqueuse vésicale sont situées très exactement dans le lieu qui reçoit l'embouchure de l'uretère normal.

Ces deux uretères aboutissent à deux bassinets qui sont distincts,ainsi que les calices correspondants.Le rein proprement dit est normal. »

Observation XI

Lemarchant (*S. A.* 1861)

Il existe chez le sujet deux reins normalement disposés, sans altération de structure :

L'un d'eux, le gauche, présente la disposition suivante :

Chacune des extrémités du hile donne naissance à un uretère. Celui qui part de l'extrémité supérieure est plus long que le second de toute la longueur qui sépare les deux points d'insertion de ces canaux. Ils marchent accolés l'un à l'autre réunis par un tissu cellulaire. Ils vont s'ouvrir dans la vessie en conservant leur indépendance.

La muqueuse présente en ce point deux orifices qui peuvent admettre facilement un stylet d'Anet et sont séparés par une distance de 10 à 11 millimètres. Le rein opposé est normal et présente un seul uretère. »

Observation XII

Pilate (*S. A.* 1867). — *Anomalie de l'uretère trouvée chez un homme de 40 ans à l'amphithéâtre de Clamart.*

Elle ne porte que sur un des côtés. Là, en effet, on voit deux calices, les plus élevés, se réunir pour former un bassinet auquel fait suite un uretère. Les autres calices se réunissent pour aboutir à un second uretère, inférieur au premier.

Ces deux uretères cheminent parallèlement et accolés l'un à l'autre jusqu'au voisinage de la vessie. Mais ils ne se réunissent pas pour se jeter par une seule ouverture dans ce réservoir, l'examen à l'œil nu, les injections et la dissection le démontrent. Leur embouchures sont distantes de 1 cent. 1/2 environ l'une de l'autre.

Observation XIII

Griffon. (*S. A.* 1894). — *Duplicité complète de l'uretère gauche*

« Les organes urinaires présentent cette particularité que l'uretère gauche est double dans tout son parcours, double à son origine, double à sa terminaison.

Des deux bassinets gauches, l'inférieur est le plus grand. Il recueille l'urine des 2/3 inférieurs du rein et est formé par la réunion de six calices très inégaux. A ce bassinet inférieur fait suite un uretère de calibre normal.

Dans le bassinet supérieur viennent s'aboucher trois calices ; l'uretère qui en part a un diamètre moindre que celui qui fait suite au bassinet inférieur.

Tout le long de leur trajet, ces deux uretères sont unis et séparés par un tissu cellulo-graisseux lâche et abondant. Ce tissu devient plus dense lorsque les conduits abordent la vessie. En traversant les parois de cet organe, les deux uretères sont très intimement accolés, mais les lumières restent toujours distinctes.

Des deux orifices vésicaux, qui occupent l'extrémité gauche du bourrelet interurétéral, c'est l'inférieur qui répond à l'orifice urétéral normal. Il est comme lui taillé en bec de flûte, un peu plus petit que l'orifice droit. En haut et à gauche apparait un second orifice, taillé aussi en bec de flûte, mais tendant à prendre la forme circulaire.

Les deux orifices urétéraux gauches sont distants l'un de l'autre de cinq millimètres.

Chose singulière, l'orifice inférieur repond à l'uretère qui va au bassinet supérieur, et inversement, l'orifice supérieur à celui qui s'abouche dans le bassinet inférieur.

Le rein gauche est normal.

Les deux uretères gauches ont la longueur des uretères normaux.

Observations XVI à XX

Poirier. — Bulletins de la Société de Biologie 1891

« Avec l'injection au suif, ou à la gélatine, de 300 uretères, il m'est arrivé souvent de rencontrer des uretères doubles. J'ai rencontré 6 fois des uretères doubles, soit à droite, soit à gauche, le plus souvent à gauche.

Dans tous ces cas les uretères viennent s'ouvrir dans la vessie par un orifice distinct.

L'anomalie par dédoublement est donc loin d'être rare, d'après mes recherches, on la rencontrerait 3 fois sur 100.

CHAPITRE V

3° *Duplicité complète bilatérale*

C'est la moins fréquente des anomalies de l'uretère. Elle est constituée par la présence de deux uretères pour chaque rein s'abouchant isolément par des orifices distincts dans la vessie.

FIGURE III

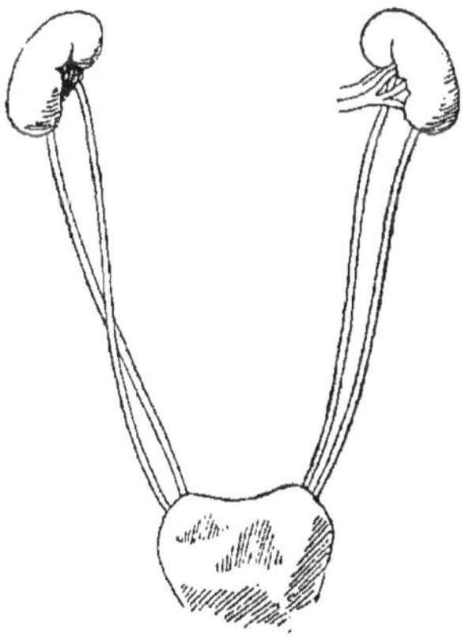

Duplicité complète bilatérale. — Cas de l'observation XXIV.

La naissance et le trajet des quatre uretères ne présentent rien de particulier, ils se comportent de chaque côté comme une duplicité unilatérale. Même trajet, même gaîne, même calibre. Leur abouchement dans la vessie, seul, est intéressant, parce que c'est lui qui pourra être constaté par le chirurgien, à l'aide de l'endoscopie. Les orifices des uretères sont situés comme normalement dans les angles postérieurs du triangle de Lieutaud, les deux postérieurs, c'est-à-dire venant de la partie supérieure du rein, occupant la place des orifices normaux, les autres venant de la partie inférieure du rein étant situés au-dessous et en dedans.

Il sera donc facile, en explorant la vessie, de rechercher s'il y a deux ou plusieurs orifices.

Leur forme est toujours en bec de flûte.

Cette anomalie n'a été observée que cinq fois, par :

Font-Reaulx (1848) ;
Liouville et Coyne (1868) ;
Finny (1878) ;
Debierre (1888) ;
Morestin (1894).

Observation XXI

Font-Rèaulx (*S. A.* 1865)

Homme de 70 ans. Chaque rein a deux uretères qui n'ont aucune communication entre eux et s'ouvrent isolément dans la vessie. Ces quatre uretères ont leur structure et leur aspect normaux, et une largeur de 7 à 8 millimètres à leur partie moyenne après les avoir aplatis.

Les deux uretères de chaque côté ont le même trajet normal ; les mêmes rapports. Ils sont accolés l'un à l'autre séparés seulement par une couche de tissu cellulaire lâche qui permet de les isoler aisément.

Ils naissent du rein de la même façon que l'uretère normal ; seulement le bassinet est divisé en deux parties sans communications entre elles, et à peu près égales, par une pyramide de Malpighi bifide se terminant par deux mamelons en papilles, dont une pour chaque moitié du bassinet.

Du côté de la vessie, les deux uretères venant de la partie inférieure des reins s'ouvrent en dessous et un peu en dedans des orifices des uretères venant de la partie supérieure des reins.

Observation XXII

Liouville et Coyne (*S. A.* 1868)

Les uretères, à droite comme à gauche, partent doubles des reins et se terminent doubles dans la vessie.

En sectionnant les reins, on voit que chacun est pourvu de deux bassinets ; de chaque bassinet naît un uretère. D'un même côté les deux uretères, naissant du rein, descendent parallèlement sans se confondre, et vont s'ouvrir chacun dans la vessie par un orifice distinct.

Cette anomalie a été observée chez une femme de 65 ans, morte d'une affection cardiaque.

Observation XXIII

Debierre (*S. A.* 1888)

Anomalie observée sur un enfant du sexe féminin, nouveau-né, à terme, qui présente 2 uretères, 2 utérus, 2 vagins et une rate surnuméraire.

A droite et à gauche j'ai trouvé deux uretères complets allant du hile du rein à la vessie. Ces uretères, du volume ordinaire, commencent tous deux au hile du rein par un léger élargissement, une sorte de bassinet rudimentaire, et suivent, accolés par du tissu cellulaire mais distincts l'un de l'autre, d'un bout à l'autre, le trajet ordinaire abdomino-pelvien, et viennent déboucher au lieu normal, c'est-à-dire, aux angles postérieurs du triangle de Lieutaud fort peu accusé à cet âge de la vie.

A gauche, les deux orifices des uretères dans la vessie sont séparés l'un de l'autre d'environ 2 millimètres ; à droite, ils débouchent par un orifice commun, mais séparés néanmoins l'nn de l'autre par un éperon qui divise le canal intra-pariétal des deux uretères droits en deux canaux secondaires nettement délimités à la façon des 2 canons d'un fusil de chasse.

Dans le hile du rein, les deux uretères de chaque côté sont et restent indépendants. L'un reçoit dans son calice les papilles de la moitié supérieure du rein, l'autre les papilles de la moitié inférieure du même organe, c'est-à-dire que les deux uretères sont superposés.

Les reins sont restés très lobulés, surtout celui du côté droit sur lequel il est facile de compter dix-huit lobules formant une sorte de grappe, disposition qui rappelle le rein du marsouin, du phoque, des cétacés.

Observation XXIV

Morestin (1894). *Anomalie des uretères*

Les deux reins ne présentent rien de particulier au point de vue de leur volume, de leur configuration extérieure, de leurs situations et de leurs rapports.

De chaque hile s'échappent deux uretères, l'un de la partie la plus élevée, l'autre de la partie inférieure du hile. Le plus élevé de ces conduits descend verticalement, passant derrière les branches des artères et veines rénales et vient se juxtaposer à l'autre uretère à peu près à la hauteur de l'extrémité inférieure du rein.

Chacun de ces uretères prend naissance dans le hile au point de jonction des deux calices.

Au voisinage de son lieu d'origine, chaque conduit urétéral est renflé et plus large que dans le reste de son trajet. Il y a pour chaque rein deux petits bassinets situés l'un au-dessus de l'autre.

A partir du moment où ils se rencontrent, les deux uretères de chaque rein ne s'abandonnent plus. Ils sont absolument accolés l'un à l'autre. Ainsi réunis, ils suivent le trajet de l'uretère normal.

Ces quatre conduits conservent jusqu'au bout leur individualité. La vessie ouverte et étalée, on aperçoit en arrière de l'urèthre les quatre orifices distincts de ces conduits. Les deux postérieurs occupent la situation ordinaire des méats urétéraux, ils sont un peu plus grands que les deux autres, bien qu'extérieurement du moins les quatre uretères paraissent d'un égal volume.

Ces orifices sont allongés obliquement d'arrière en avant et de dehors en dedans et semblent dirigés vers l'orifice interne de l'urèthre. Ils forment avec ce dernier un triangle isocèle ; les deux autres sont situés entre les méats urétéraux postérieurs et l'orifice uréthral, précisément sur les lignes qui figuraient les côtés latéraux de ce triangle. Ils présentent aussi un aspect allongé et sont obliquement allongés d'arrière en avant et de dehors en dedans, Leur direction est rigoureusement la même que celle des orifices postérieurs. Ceux-ci sont situés à égale distance de l'urèthre. Il n'en est pas de même des deux derniers. Celui du côté gauche en est beaucoup plus rapproché que l'autre. Au reste chacun de ces orifices présente la classique disposition en bec de flûte destinée à prévenir le reflux de l'urine. Un fin stylet introduit dans chacun de ces trous pénètre dans l'uretère correspondant, montrant bien qu'il ne saurait y avoir aucun doute sur la terminaison isolée de chacun de ces conduits.

A cause de cette terminaison par des orifices vésicaux distincts, cette anomalie aurait pu être reconnue sur le vivant par l'examen endoscopique, à condition toutefois que le chirurgien eût une raison quelconque de regarder dans la vessie. Quoiqu'il en soit, la constatation de cette duplicité des conduits excréteurs pourrait n'être pas inutile dans certains cas d'un diagnostic difficile. Il est certain, en effet, que la pathologie du rein aurait pu présenter chez cette femme des aspects très particuliers.

Observation XXV

Finny

Dans la séance du 23 mars 1878, à la Pathological Society of Dublin, le docteur Finny rappelle qu'il a mentionné un cas dans lequel la duplicité de l'uretère était double, les quatre vaisseaux s'ouvrant séparément dans la vessie.

Nous n'avons pu retrouver l'observation.

CHAPITRE VI

4. *Duplicité de l'uretère dans le cas de rein unique.*

Dans la plupart des cas que nous avons étudiés jusqu'à présent, le rein auquel faisait suite un double uretère pouvait résulter de la fusion de deux reins, mais celui de l'autre côté existant, il n'y avait pas d'anomalie apparente. Tandis que lorsque le rein est unique l'anomalie existe, mais elle n'est qu'apparente puisque le rein unique résultant le plus souvent de la fusion plus au moins complète de deux reins, les deux uretères qui en partent ont normalement lieu d'exister.

Nous avons plusieurs cas à considérer. Dans le premier, le rein est unique mais résulte de la fusion de deux reins primitivement existants. Tels sont les cas de :

Canieu et de Rouville (Montpellier Médical) 87. Poulaillon (Bull. Soc. Anat. 1890). Stoltz (Gazette médicale de Strasbourg). Fresson (Soc. Anat. 1893).

Dans le second, le rein est toujours unique, mais ne résulte plus de la fusion de deux reins. C'est un rein double soit par soudure à une pièce médiane, ou par déplacement de l'un des reins. Là aussi les deux uretères ont normalement lieu d'exister, mais il en résulte une anomalie dans leur trajet et dans leur insertion. Nous citerons comme exemple les cas de :

Pigné (Soc. An. 1836). Perregaux (Soc. An. 1891). Pochon (Soc. An. 1895).

Enfin les deux reins peuvent exister, mais l'un d'eux est anormal. Il paraît formé de deux reins, est bi ou multilobé et présente deux bassinets auxquels font suite deux uretères. C'est encore une duplicité de l'uretère que nous aurions pu ranger dans les duplicités incomplètes, mais nous les avons mises à part pour pouvoir émettre l'hypothèse qu'avec le rein normal ces deux reins soudés pourraient constituer trois reins et trois uretères.

Cusco (Soc. An. 1846). Henriet (Soc. An. 1874). Jacquemet et Musy (Marseille Médical 1894).

Observation XXVI

Carrieu et de Rouville (*S. A.* 1887)

Rein unique résultat de la fusion de deux reins primivement existants. Un gros conduit en part qui n'est qu'un uretère anormal, puisqu'il s'arrête à la surface du rein, ne pénétrant nullement dans la substance de cet organe.

Pour former l'autre uretère, de la partie inférieure du

bord gauche partent cinq ou six conduits, de la dimension et de la forme des calices, qui se réunissent en un canal unique. Cet uretère est de la grosseur de la crosse de l'aorte, il présente 18 cent. de longueur et s'abouche dans la vessie par un orifice en bec de flûte, de 1 cent. de diamètre, situé en arrière du vérumontanum.

Observation XXVII

Poulaillon (*S. A.* 1890)

Rapporte l'observation d'un rein unique à droite avec deux bassinets correspondants à un nombre inégal de calices.

Plusieurs calices de la région supérieure communiquent avec d'autres calices de la région inférieure.

Il y a trois groupes de vaisseaux.

Observation XXVIII

Fresson (*S. A.* 1893)

Anomalie rénale chez un homme mort dans le service de M. Bucquoy (Hôtel-Dieu) avec des symptômes d'urémie.

La pièce présentée montre qu'il s'agit d'un rein unique, assez régulier, multilobulé, présentant deux uretères, dont un commun à deux calices. Le système artériel paraît normal quant aux origines. Le tissu rénal est congestionné. Rien de particulier aux autres viscères.

Observation XXIX

Stoltz (Gazette médicale de Strasbourg)

Le rein droit avait deux uretères : le plus élevé émergeait d'une sorte de kyste à parois épaisses et se terminait au côté gauche de la vessie. Il était imperforé.

L'uretère placé au-dessous suivait le trajet normal d'un uretère droit. Le rein était placé à droite de la colonne vertébrale.

Il n'y avait aucune trace du rein gauche mais présence de la capsule surrénale gauche.

Observation XXX

Pigné. Communication à la Société en août 1836

M. Pigné fait voir un rein double situé au devant de la colonne vertébrale et duquel partent deux uretères.

Les artères iliaques primitives envoient 2 branches à cet organe qui en reçoit deux autres de l'aorte. Une de ses veines se rend de la veine sacrée médiane.

Observation XXXI

Perregaux (S. A. 91)

Présente un rein unique formé de 2 reins soudés à à un médian.

Chaque rein possède un hile et un bassinet. Un uretère à chaque rein.

Observation XXXII

Pochon (Bull. Société anatomique, 1895).

Les deux reins sont réunis en un seul par déplacement du rein gauche.

La partie qui représente le rein droit était située sur le cadavre à sa place normale, légèrement abaissée. La partie gauche, au contraire, croisant obliquement la colonne vertébrale, plongeait dans le bassin,

Par son étendue, sa forme et la présence de deux uretères, cette pièce ne peut être considérée comme un rein unique. Bien que s'en rapprochant dans les grandes lignes, elle ne représente pas cependant la forme classique du rein en fer à cheval ; elle s'en distingue par sa disposition et la répartition des vaisseaux.

Le plus souvent, en effet, les deux reins sont réunis en croissant au-devant de la colonne vertébrale, le bord concave dirigé en haut. Les deux bassinets, bien distincts, occupent la partie antérieure et supérieure de l'organe, et les deux uretères sillonnent en avant la partie sur laquelle ils reposent... Ici les deux reins forment un angle légèrement obtus ouvert en haut et à gauche... Toute la partie supérieure du rein droit a conservé sa forme normale ; le bassinet cependant répond à la description classique et s'insère verticalement. Il en est autrement du bassinet gauche qui s'insère transversalement par deux branches. Cette disposition prouve que le rein gauche, non seulement s'est déplacé, mais encore a subi un mouvement de rotation d'après lequel son bord interne est devenu supérieur, tandis que son extrémité inférieure se portait en dedans.

Cette anomalie d'insertion de l'uretère est accompagnée de nombreuses anomalies de la vascularisation.

Observation XXXIII

Cusco (1846).

Autopsie d'un homme de 60 ans, présentant un calcul vésical, mort quelques jours après son entrée à l'hôpital sans avoir été opéré.

Le rein droit examiné attentivement paraît formé de deux portions, je dirais presque de deux reins distincts, quoique continus ; un rein supérieur sur lequel a porté la dilatation et dont les parois n'ont que quelques millimètres d'épaisseur; un rein inférieur beaucoup moins dilaté, plus profondément altéré par l'inflammation et la suppuration générale du rein.

De chacun de ces deux lobes du rein procède un bassinet particulier auquel fait suite un uretère ; ces deux uretères marchent distincts jusque dans le petit bassin ; en traversant la vessie, ils s'adossent seulement et ne s'abouchent définitivement qu'au niveau de leur orifice vésical.

Le bassinet et l'uretère correspondants au lobe supérieur sont dilatés.

L'orifice vésical est assez béant pour admettre le petit doigt. Il correspond directement à l'uretère le plus dilaté qui tient du lobe supérieur du rein droit. Quant à l'autre uretère il vient s'ouvrir en bec de flûte sur un point du pourtour du large orifice précédemment décrit.

Observation XXXIV

Henriet (S. A. 1874)

Chez une femme d'une trentaine d'années, morte d'un kyste de l'ovaire, on trouve le rein gauche affecté de l'anomalie suivante :

Il présente un sillon circulaire perpendiculaire à son grand axe, se continuant sur toute sa circonférence, comme si l'organe était constitué par deux reins soudés ensemble ; sur chacun de ces segments les divisions lobaires sont persistantes.

Deux uretères bien distincts, présentant chacun le volume normal, partent du hile, accolés sur tout leur trajet dans une même gaine celluleuse, mais complètement indépendants,jusqu'à la terminaison vésicale ou ils aboutissent par deux orifices bien distincts séparés par un point de muqueuse.

Une injection pratiquée par l'extrémité périphérique de chacun d'eux montrent qu'ils partent l'un et l'autre d'un bassinet isolé, de façon que le hile du rein est occupé par 2 bassinets bien distincts, accolés, l'un supérieur et l'autre inférieur, recevant chacun un certain nombre de papilles. La coupe démontre d'ailleurs la soudure intime des divers lobes du rein de l'intérieur de la glande.

Le rein droit est normal, moins gros que le gauche.

Observation XXXV

Jacquemet et Musy (*Marseille médical* 1894).

Le rein droit est séparé en deux zônes bien distinctes par un éperon du parenchyme. Chacun de ces territoires possède un hile spécial, d'où s'échappent avec un bouquet artériel et veineux, un uretère normal.

L uretère supérieur nait d'un bassinet situé à la région supérieure du hile qui à ce niveau présente avec les vaisseaux les rapports suivants : tandis qu'en avant, il est recouvert par une branche veineuse en haut,par une branche artérielle en bas, la première lui étant sensiblement parallèle, la seconde le croisant à angle droit ; en arrière au contraire,il recouvre une branche artérielle dont la direction et le volume rappellent ceux de la précédente. Cet uretère chemine ainsi à travers une boutonnière artérielle, et le hile montre, réparti sur trois plans superposés et d'avant en arrière : une veine et une artère, le bassinet, enfin une artère.

Le canal excréteur se dirige en bas et en avant et croise la face antérieure des rameaux vasculaires qui vont former le hile inférieur. Arrivé au bas de l'organe, il s'accole au second uretère qui s'est porté obliquement vers lui.

Plus volumineux que le supérieur, le bassinet inférieur est situé sur un plan antérieur des vaisseaux. Une seule petite branche artérielle le croise en avant et en haut, tandis qu'il recouvre le bouquet artériel et veineux. Ici, les trois plans superposés renferment donc d'avant en en arrière : une artère, le bassinet, une veine et une artère. Le bassinet traverse de même une boutonnière artérielle, établissant une frappante analogie entre les deux hiles.

S'étant accolés au niveau de l'extrémité inférieure de l'organe, les deux uretères marchent parallèlement jusque dans le petit bassin, croisés en avant par les vaisseaux spermatiques qui longent leur côté interne et reposant sur le psoas et plus bas, sur les vaisseaux iliaques externes.

Le tube en canons de fusil, ainsi formé, conserve donc les rapports d'un uretère normal. A 4 centimètres de la vessie, les 2 conduits fusionnent en un cordon unique d'un volume à peine supérieur à celui des vaisseaux constituants et qui dès lors n'offre plus rien de remarquable.

CHAPITRE VII

Uretère triple

Les cas sont excessivement rares à moins d'y faire rentrer les cas de reins plus ou moins fusionnés et qui, présentant deux lobes rénaux, deux ordres de calices, deux bassinets et deux uretères, pourraient être considérés comme deux reins distincts, ce qui avec l'autre rein normal en ferait trois.

Dans son traité d'anatomie (1809) Boyer dit : « D'autres fois il existe trois reins et dans ce cas ordinairement trois uretères qui se réunissent pour n'en former que deux ».

Gavard en a publié un cas dans lequel les trois reins étaient superposés en avant de la colonne lombaire. L'uretère du rein central allait s'ouvrir dans celui du rein droit.

Nous croyons pouvoir aussi considérer comme triple le cas de Josso (1). Il s'agit d'une petite fille de trois semaines chez qui le rein droit était double et composé de deux parties absolument indépendantes. Un uretère gros et flexueux vient s'ouvrir près du méat de l'urtère, l'autre urèthre grêle vient s'ouvrir

(1) Josso. — Gazette médicale de Nantes, 1881.

à sa place accoutumée. Le rein et l'uretére gauche sont normaux. N'est-on pas là en présence de 3 reins et de trois uretères ?

Enfin dans le cas de Baumm (1) que nous publions plus loin, on peut émettre l'hypothèse d'un troisième uretère indépendant puisque les deux autres uretères s'abouchent normalement dans la vessie.

(1) Baumm. — Archives fur gynœkolog. Berlin, 1892.

CHAPITRE VIII

Anomalies d'abouchement

Les différentes anomalies que nous avons étudiées jusqu'à présent sont presque toujours des trouvailles d'autopsie, il est rare en effet qu'une duplicité de l'uretère se manifeste à l'extérieur par des symptômes morbides. Il n'en est pas de même lorsque à cette duplicité se joint une anomalie d'abouchement. Elles attirent alors l'attention du chirurgien et plusieurs interventions heureuses ont pu être tentées dans ces dernières années.

Les anomalies d'abouchement de l'uretère peuvent d'ailleurs exister sans autre complication du côté du système rénal. Elles ont été fort bien étudiées dans un mémoire publié en 1889 par le Docteur Sécheyron (1) dans les archives de toxocologie, et qui nous a beaucoup aidé pour nos recherches.

Nous nous occuperons d'abord des imperforations de l'uretère, puis de ses abouchements dans le tube intestinal et dans les organes génitaux.

Le diagnostic de ces anomalies est en général

(1) Secheyron : Des abouchements anormaux de l'uretère à la vulve et dans le vagin. Archives de Tocologie, 1889.

assez facile. D'abord des symptômes extérieurs qui attirent l'attention, troubles de la miction et surtout dans les abouchements anormaux, incontinence d'urine. Puis douleurs plus ou moins localisées et complications dues à ces troubles. Le chirurgien examine alors les organes génito-urinaires puisque son attention est attirée par l'incontinence d'urine. Avec les moyens d'exploration que nous avons entre les mains, spéculum, stylet, endoscopie, l'abouchement anormal ne doit pas échapper. L'injection de lait ou de liquide coloré montre quelles sont les communications de cet uretère anormal, il est alors facile d'essayer à y remédier. Les deux temps principaux de l'opération seront l'abouchement de l'uretère anormal dans la vessie et l'oblitération de son ancien trajet.

Il nous semble que dans ces cas l'endoscopie est appelée à rendre les plus grands services, puisque par elle on pourra s'assurer du nombre d'orifices urétéraux existants dans la vessie, ce qui permettra de savoir si l'uretère anormalement abouché est supplémentaire ou non.

A. Imperforation de l'uretère

Cette anomalie est encore assez fréquente. De nombreux cas ont été rapportés chez des monstres, mais elle n'est incompatible avec la vie que si elle est double.

Ce n'est pas seulement à sa partie inférieure, que l'uretère peut être imperforé, on le trouve aussi oblitéré à sa partie supérieure. Il se termine alors par un bassinet kystiforme, et il y a naturellement absence de rein de ce côté. Dans d'autres cas, au lieu du rein, on voit une capsule membraneuse. Mais, le plus souvent, c'est à sa partie inférieure que l'uretère est imperforé. Il peut alors se terminer en cul-de-sac dans les parois de la vessie, et dans ce cas, la poche kystique peut faire saillie dans la vessie, en imposer pour une tumeur et comprimer l'autre uretère. D'autres fois, l'uretère se termine en cul-de-sac dans les parois du vagin, et sa poche se dilatant, il peut former un véritable kyste qui, en général, s'ulcère et donne lieu à un abouchement anormal de l'uretère dans le vagin. Mais il peut se terminer aussi en un cul-de-sac qui reste libre ou contracte des adhérences avec la vessie ou les organes voisins.

Souvent cette imperforation coïncide avec l'imperforation d'un autre organe.

Le plus ancien cas est celui de Broca (1), c'est celui d'un fœtus à terme n'ayant pas respiré. Les deux reins sont dilatés, l'uretère gauche s'abouche normalement dans la vessie. L'uretère droit est dilaté à la partie inférieure, il s'arrête en cul-de-sac à la partie supérieure, à deux centimètres au-dessous du hile du rein.

Montmollin (2) rapporte l'observation d'un enfant

(1) Broca. Bulletin soc. anatomique. 1852.
(2) Montmollin. Revue médicale de la Suisse romande, 1882.

à terme. L'anus est imperforé. Le gros intestin se termine en cul-de-sac, à la hauteur du promontoire L'intestin grêle est recouvert par la vessie exstrophiée. L'uretère gauche se termine en cul-de-sac. L'uretère droit est réuni à la vessie par un cordon fibreux.

Stoltz (1) a publié l'autopsie d'une fillette présentant un utérus unicorne et un rein unique avec deux uretères.

« Le rein droit avait deux uretères : le plus élevé émergeait d'une sorte de kyste à parois épaisses et se terminait au côté gauche de la vessie, il était imperforé.

L'uretère placé au-dessous, suivait le trajet normal de l'uretère droit. Le rein était placé à droite de la colonne vertébrale. Il n'y avait aucune trace de rein gauche, mais présence de la capsule surrénale gauche.

Otto en a aussi rapporté quatre cas chez des monstres.

Pigné (2) a trouvé les deux uretères imperforés et longs seulement de quelques centimètres, coïncidant avec une imperforation de l'anus et de l'urèthre.

Ferrand (3) a publié un cas dans lequel l'uretère se termine d'un côté par un bassinet kystiforme avec absence du rein de ce côté.

(1) Gazette médicale de Strasbourg.
(2) Pigné. Bull. de la soc. anatomique, 1887.
(3) Ferrand. Bull. soc. anatomique. 1868.

Tiedemann (1) et Geoffroy-Saint-Hilaire (2) ont communiqué des cas d'uretères terminés en cul-de-sac à leur partie inférieure et ne s'abouchant pas dans la vessie.

Dans les Commentaires de la Société royale de Gœttingue (1879), Wreisberg signale aussi un cas d'imperforation de l'uretère gauche.

Dans la thèse de Anne (1879), sur les vices de conformation de l'anus et du *rectum*, nous trouvons l'assertion suivante : « Le professeur Depaul a vu la communication du *rectum* avec la vessie, coïncider avec une imperforation de l'uretère. »

Il faut aussi rapprocher de ces cas, celui de Morand, dans ses Opuscules de chirurgie, où l'on voit « au lieu du rein gauche, une capsule membraneuse. »

Observation XXVI

Ferrand. — Bull. soc. Anat. (1868). — *Cas observé chez un enfant de 4 ans 1/2*

Le rein gauche est normal, mais de grosseur double. Du côté droit, il y a absence complète de rein : l'uretère droit plus volumineux que le gauche, un peu bosselé et inégal, dilaté en ampoule au voisinage de la vessie, semble s'ouvrir dans ce réservoir.

(1) Tiedemann. Anat. der Hopflosar Mingssburten.
(2) Geoffroy-Saint-Hilaire. Histoire des Anomalies. Tome I.

A son extrémité supérieure, il n'y a pas de rein, ni rien qui en rappelle la trace, mais une sorte de kyste de structure analogue à celle d'un bassinet, kyste de volume d'une grosse aveline, continu à l'uretère, mais fermé. Les plis qui sillonnent sa face interne s'irradient vers le point où devrait se trouver l'orifice de l'uretère.

Des vaisseaux analogues aux vaisseaux rénaux se dirigent vers ce kyste qui est lui-même en rapport avec une couche assez épaisse de tissu cellulo-graisseux. Le liquide contenu dans le kiste et dans l'uretère est peu abondant, séreux et trouble, assez analogue à l'urine.

B. Abouchements de l'uretère dans le vagin et à la vulve.

Sécheyron dans son mémoire les divise en unilatéraux et bilatéraux.

1° L'abouchement bilatéral est le plus rare, il s'est rencontré chez des fœtus accompagné de malformations.

Schraeder (1) rapporte la constatation de l'absence de la vessie et la terminaison de deux uretères à la vulve, chez une jeune fille affligée durant sa vie d'une incontinence d'urine et ayant succombé à une gangrène de la vulve.

Palfyn (2) rapporte le cas de deux reins situés

Schraeder. — Observ. anat. hist. Amstedolami. 1674.

dans la concavité du sacrum. Il n'y a qu'un uretère. Deux matrices s'ouvrent dans deux vagins. Le vagin droit s'ouvre dans le rectum, le vagin gauche reçoit l'uretère.

Viguier (1) : imperforation anale, reins petits, uretères dilatés.

Rein gauche plus volumineux que le droit.

L'uretère se rend dans la vessie sans souvrir. L'uretère droit est sans connexion avec la vessie, il communique avec l'ampoule rectale par un pertuis capillaire.

Depaul (2) communique l'observation suivante : exstrophie de la vessie. Deux utérus et deux vagins distincts. Absence d'anus. Ouverture du gros intestin et de l'intestin grêle sur la paroi abdominale à laquelle viennent aboutir aussi les deux uretères. Le vagin droit communique par un petit orifice avec l'uretère droit au-dessous d'une large dilatation. Cet uretère s'accole à l'utérus et s'ouvre à l'extérieur par un petit pertuis. Le rein gauche, petit, est caché dans l'excavation du bassin. Son uretère s'accole à l'autre moité de l'utérus et communique avec le second petit pertuis.

2° Abouchement unilatéral.

Il peut être simple ou s'accompagner aussi de malformation de l'appareil urinaire.

L'uretère anormalement situé le long du vagin

(1) In mémoire de Sécheyron.
(2) Depaul. — Mém. de la société de Biologie 1852.

s'abouche à la vulve près du méat, quelquefois sur le pourtour même de l'orifice, le plus souvent en arrière et à gauche. Les observations de ces cas étant intéressantes, nous avons cru devoir les publier en entier. En effet, quand cette anomalie de l'uretère ne s'accompagne pas d'autres malformations elle est susceptible d'un traitement chirurgical qui jusqu'ici semble donner de bons résultats.

Observation XXXVII

La première observation a été rapportée dans le Lyon Médical (1862) par Soller

Il s'agit d'une couturière de 18 ans, réglée à 15 ans. Menstruations douloureuses et abondantes. Pas de grossesses antérieures. Incontinence d'urine.

On constate à l'examen un méat supplémentaire situé au dessous et à droite du principal et par lequel on introduit une fine sonde jusqu'à 10 centimètres. On vide la vessie et néanmoins l'urine continue à couler goutte à goutte par ce méat supplémentaire. Une forte solution de fuchsine injectée ne revient pas par le méat secondaire.

Observation XXXVIII

Dans son traité des Maladies des Femmes, Emmet rapporte un cas où l'un des uretères s'ouvrait dans la partie supérieure du vagin, près du col utérin.

L'auteur enleva une portion de la cloison, juste en avant du point où le faux passage se terminait ; après la cicatrisation il recouvre le paroi vaginale avec un lambeau disséqué et tourné dans ce but.

Le canal formé, il fit un second uretère en appliquant l'un contre l'autre les tissus vaginaux, uretère qui s'étendait depuis l'orifice de l'uretère jusqu'au point où il comptait aviver la vessie. Mais il n'eût pas le loisir d'effectuer ce troisième temps de son opération, la malade fut emportée par une pneumonie.

Observation XXXIX

Dans l'observation de Josso que nous avons rapportée plus haut, l'un des uretères gros et flexueux vient s'ouvrir tout-à-fait près du méat de l'urèthre, chez une petite fille.

Observation XL

Baker. — New-York Medical Journal (1870).

Rapporte l'observation d'une jeune fille de 22 ans, dont l'un des uretères s'abouchait dans le vagin par un étroit orifice situé à deux lignes au-dessus et à gauche du méat urinaire. Il n'y avait aucune communication avec la vessie.

Le chirurgien abouche cet uretère dans la vessie et deux mois après la malade était guérie.

L'auteur fait remarquer que la quantité d'urine qui s'écoulait par ce canal surajouté ne formait pas la moitié de la quantité totale de l'urine émise, ce qui peut être dû à la petitesse du rein gauche, ou à la présence d'un rein gauche surnuméraire, ou d'un deuxième uretère gauche.

Observation XLI

Wolfler. — Semaine médicale du 27 avril 1895,

L'année dernière, j'ai été appelé à donner des soins à une fillette de 12 ans, atteinte d'incontinence d'urine. A l'examen je constatai dans le vestibule du vagin, derrière l'urèthre d'ailleurs normal un petit orifice conduisant dans une cavité située au-dessous et en arrière de la vessie normale et ne communiquant pas avec elle. Cette poche offrait l'aspect d'une vessie sans sphincter ce qui explique l'incontinence d'urine.

Ne pouvant reporter cet orifice anormal de l'uretère plus haut dans la vessie, je me contentai d'établir une communication entre la vessie et la cavité anormale, puis d'oblitérer le canal d'écoulement de cette dernière. Cette opération mit fin à l'incontinence d'urine.

Dans ce cas on se trouvait en présence, non pas d'une vessie double, mais bien d'une dilatation kystique de l'extrémité inférieure d'un uretère qui, tout d'abord, se terminait en cul de sac dans les parois du vagin. Par rupture de ses parois, cette poche s'est mise ensuite en communication avec l'extérieur. Sinon on constate sur le vagin la présence d'un kyste que l'on est tenté d'inciser ou d'extirper. L'opération n'a, du reste, aucune conséquence fâcheuse grâce à l'état d'atrophie du rein correspondant : D'autres fois, c'est dans l'utérus ou dans la vessie que se termine en cul de sac l'un des uretères. De ce dernier cas, la poche kystique normale peut faire saillie dans la vessie, la remplir plus ou moins et comprimer l'autre uretère.

Enfin l'abouchement anormal peut s'opérer de l'urèthre lui-même. Chez l'homme, c'est dans la portion prostatique, et il s'agit dans ces cas d'un uretère supplémentaire. Il peut ne pas y avoir d'incontinence d'urine, celle-ci se déversant de la région prostatique dans la vessie. Chez la femme au contraire, l'abouchement anormal dans l'urèthre détermine parfois un écoulement involontaire de l'urine.

Observation XLII

Bois. — Société de chirurgie, 31 *mai* 1892.

Il s'agit d'une femme qui perdait constamment de l'urine, tout en ayant des mictions régulières.

A l'examen, on constate l'existence d'un petit pertuis siégeant dans l'épaisseur du bord gauche du méat urinaire. Par ce pertuis l'urine s'écoulait goutte à goutte et pour ainsi dire par petits jets saccadés. Un fin stylet pénétrait à une grande profondeur et on le sentait dans l'épaisseur de la cloison vésico-vaginale ; une sonde métallique introduite simultanément dans la vessie, n'entrait jamais en contact direct avec le stylet. Un liquide coloré injecté dans la vessie ne ressortait pas par l'orifice anormal. Le diagnostic ne pouvait être douteux, l'urine secrétée par le rein droit se ramassait dans la vessie et celle du rein gauche s'écoulait à la vulve par l'uretère gauche anormalement prolongé jusqu'au bord du méat urinaire où il débouchait.

Pour y remédier, M. Bois voulait : 1° établir une communication permanente entre la cavité vésicale et l'uretère anormal au niveau du bas fond de la vessie ; 2° oblitérer ensuite l'orifice anormal de l'uretère comme une simple fistule par avivement et suture. La première opération fut seule réalisée, une grossesse étant venue compliquer les choses.

Observation XLIII

Baumm.— Un cas de trois uretères (1).

Observé chez une jeune fille de 18 ans qui se plaignait d'incontinence d'urine. de douleur à la miction.

A l'examen : les parties génitales sont rouges, eczémateuses ; on remarque à droite et à gauche du méat urinaire une ouverture ponctiforme. De l'ouverture droite sortait une goute d'urine.

La sonde introduite dans l'ouverture gauche est emprisonnée dans un canal borgne parallèle à l'uréthre et long de 3 centimètres. A droite la sonde pénétrait dans un canal irrégulier contournant la paroi vaginale pour

(1) Baumm : Archives fur gynækologie. Berlin. 1892, n° 42.

arriver sur la paroi postérieure du bassin ; par cette direction, on pût conclure que l'on se trouvait dans un troisième uretère.

Diverses expériences furent faites pour montrer que cet uretère ne communiquait pas avec la vessie.

On décide une opération destinée à établir une communication entre l'uretère supplémentaire et la vessie. Etant donné l'étroitesse du vagin, on opéra par la vessie : incision de 12 cent. de la paroi prévésicale (la vessie ayant été remplie d'eau) ouverture de la vessie dans laquelle on voit l'abouchement normal des deux autres uretères ; l'uretère supplémentaire injecté apparait derrière l'abouchement de l'uretère droit, on incise à cet endroit et l'on amène le bout central de l'uretère dans la vessie où il est fixé. Oblitération de la partie restante. Guérison.

C. — *Autres abouchements anormaux de l'uretère*

1° Dans le tube intestinal, surtout le rectum :

Nous avons déjà signalé les cas de Palfyn, d'Otto, de Broca, de Wreisberg, de Klewitz ; ajoutons-y ceux de Jeannel (Revue de Chirurgie, avril (1887), Le Dentu (Bulletin de Soc. An. 1873) de Bennet Lucas, In Cyclopœdia practical Surgery 1841), de Bodenhame (Cyclopœdia of Childen).

2° Ils sont aussi assez fréquents dans l'urèthre.

Chuchu. — Société de biologie 1873.

Carrieu. — Union médicale, novembre 1887.

Erlach. — Semaine médicale 1889.

Secheyron. — Société de biologie 1886.

Massan. — Wiener médical Wochenschrifft 1879.

Josso. — Gazette Médicale de Nantes.

3° Weigert dans les Archives fur. path. anat. de Berlin (1886) rapporte un cas d'abouchement de l'uretère gauche dans la vésicule séminale gauche.

4° Enfin nous avons vu dans le cas de Depaul les deux uretères venir s'ouvrir sur la paroi abdominale.

Des autres anomalies de l'uretère en forme ou en volume, nous retiendrons que ce volume peut varier considérablement, sous l'influence d'une oblitération ou d'une inflammation. On a vu l'uretère atteindre le volume de l'intestin grêle. La connaissance de ces faits impose donc au chirurgien une exploration minutieuse de l'uretère.

CHAPITRE IX

Interprétation de ces anomalies

Telles sont, rapportées le plus brièvement possible, les principales anomalies de l'uretère. En donner l'explication peut-être ou très facile ou très difficile ; en effet, les auteurs qui ne sont même pas d'accord sur le développement de l'uretère, ne le sont pas non plus sur les interprétations de ses anomalies. Ce n'est donc que par l'étude approfondie du développement de l'appareil rénal que l'on pourra arriver à donner une explication nouvelle. Nos faibles moyens ne nous permettent pas une pareille entreprise, et nous nous contenterons d'interpréter les anomalies de l'uretère avec les données actuelles de la science.

Pour celà il nous faut dire un mot du développement de cet organe, tel qu'il est admis par les principaux auteurs. Nous verrons ensuite quelles conclusions l'on en a tiré et nous nous rangerons à la meilleure. notre but n'étant pas de donner une nouvelle explication à ces anomalies, mais de les réunir simplement et de mettre en quelque sorte la question au point.

Les organes génito-urinaires, qu'il est impossible de séparer dans l'étude de leur développement, prennent naissance aux dépens du feuillet moyen ou mésoderme formé par l'évagination de l'endoderme, l'un des trois feuillets primordiaux.

Le premier rudiment de l'appareil uro-génital est le *rein céphalique* qui ne devient fonctionnel que chez les larves d'amphibiens, les cyclostomes et les téléostéens. Chez les sélaciens et les amphibiens, il reste rudimentaire.

Il est remplacé, de bonne heure, chez les vertébrés dont le rein céphalique est rudimentaire (sélaciens et amniotes), plus tard, chez ceux dont le rein céphalique fonctionne (amphibiens), par le *rein primordial* ou corps de Wolf.

Chez les vertébrès supérieurs la sécrétion de l'urine est produite par une troisième glande, le *rein définitif* ou métanéphros.

Le développement en a été étudié chez le poulet. Au troisième jour de l'incubation on voit se produire une évagination de la paroi dorsale du canal de Wolf, c'est l'ébauche de l'uretère.

Pour la plupart des auteurs le rein se forme à la manière habituelle des glandes aux dépens du conduit excréteur ou uretère.

Pour Semper, Braun, Furbringer, Sedgwich, Balfour, Hertwig, le rein se développe aux dépens de deux ébauches ; l'une provenant de la plaque intermédiaire en arrière du canal de Wolff, donnerait la substance corticale avec les canalicules contournés et les anses de Henle ; l'autre, provenant de l'uretère, donnerait la substance médullaire avec ses canaux collecteurs.

Nous ne citons que pour mémoire l'opinion de M. Sappey qui comparant ces diverses variétés d'anomalies entre elles les rapporte à deux causes principales : « Les faits relatifs au dédoublement partiel ou total de ces conduits sont des anomalies par défaut de fusion des calices. Les faits relatifs à leur réunion partielle ou complète sont des anomalies par excès de fusion. » Cette explication est insuffisante et cependant elle suffirait à l'interprétation du cas de duplicité incomplète.

D'après Broca : le développement du rein permet de se rendre compte de cette anomalie. « Chaque rein dès l'origine, se compose chez l'homme, d'une vingtaine de petits reins qui se réunissent plus tard en une masse unique par la fusion des couches corticales. Chez beaucoup d'animaux ces reins simples restent indépendants pendant toute la vie et l'on conçoit bien que les reins simples de l'espèce humaine puissent par un développement incomplet former deux ou plusieurs masses distinctes. L'existence de deux reins d'un même côté n'a donc rien de surprenant ; mais ici l'anomalie est toute autre, les reins primitifs se sont soudés et constituent une masse unique qui présente tout à fait la forme d'un rein normal, ce sont au contraire les conduits excréteurs qui ne se sont pas réunis. »

Mais l'interprétation donnée pas Broca n'est pas en conformité avec l'étude du développement.

L'absence des deux uretères ou d'un seul uretère

sont des anomalies de développement par défaut sur lesquels nous n'avons pas besoin d'insister.

Cette absence complète du système rénal paraît cependant être en contradiction avec l'opinion de Semper, Hertwig, etc., car il n'y a pas de raison pour que les deux bourgeons manquent à la fois.

Pour ce qui est de la duplicité de l'uretère, nous acceptons l'interprétation de M. Debierre qui invoque une évagination double dès l'origine, dès l'extrémité inférieure du canal de Wolff. Cette explication est du reste admise par tous les auteurs en ce qui concerne la duplicité complète. Elle a été confirmée au mois de juin de cette année par M. Retterer qui, communiquant à la société de biologie un cas d'uretère double chez un fœtus, admet comme vraisemblable que ces organes se soient développés aux dépens d'un même canal de Wolff à une faible distance l'un de l'autre, et qu'une fois la disjonction du canal de Wolff et des uretères opérée, une nouvelle cloison soit intervenue pour séparer l'un de l'autre les deux uretères. C'est aussi l'opinion à laquelle se range M. Morestin qui a publié un cas semblable à celui de M. Debierre.

Dans les cas de rein unique, la duplicité de l'uretère s'explique d'elle-même, que le rein soit véritablement unique ou résulte de la fusion plus ou moins complète de deux reins. Anatomiquement parlant, l'uretère triple appelle le rein triple, mais ne pourrait-on considérer comme triplicité de l'uretère, les cas de reins fusionnés possédant deux uretères qui avec celui du rein normal en feraient trois?

La théorie qui admet la formation de deux bourgeons explique les cas d'imperforation où l'uretère se termine par un bassinet kystiforme à sa partie supérieure et où il y a absence de rein. Quant aux cas d'imperforation à la partie inférieure ou aux cas d'abouchements anormaux, on peut dire qu'il a pu intervenir un travail pathologique détruisant toute communication, ou bien que l'uretère n'est jamais entré dans l'aire de la vessie, mais est resté en rapport avec le canal de Wolff et s'est atrophié avec lui dans le cas d'imperforation ou a contracté de nouvelles adhérences dans le cas d'abouchement anormal. C'est l'opinion de M. Debierre. Quant à M. Secheyron il conclue dans son mémoire qu'un canal faisant suite à un rein plus ou moins bien conformé et venant se terminer à la vulve par un orifice près du méat uréthral ne peut-être qu'un uretère dévié de sa situation. L'imperforation n'enlève pas au canal sa nature urétérale, du moment qu'il se termine aux environs de la vulve et du méat, et qu'il aboutit à un organe offrant la structure d'un parenchyme rénal ou une apparence kystique. Les anomalies d'abouchement résultent donc de l'abouchement anormal de l'uretère au sinus marginal par entraînement à l'extrémité du sinus de l'uretère maintenu lié au canal de Wolff.

L'hypothèse de M. le professeur Mathias Duval se rapproche de celle de Debierre en ce qu'il admet l'atrophie incomplète du canal de Wolff avec persistance de la partie sous-jacente à l'uretère.

Il faut donc conclure avec tous ces auteurs que les anomalies de l'uretère sont plutôt urétérales que wolfiennes, la persistance du canal de Wolff étant exceptionnelle.

CONCLUSIONS

Les principales anomalies de l'uretère sont :

1° L'absence des deux uretères, liée à celle de tout le système rénal, incompatible avec la vie.

2° L'absence d'un uretère liée aussi à celle du système rénal du même côté. Observée cinq fois sur sept à gauche.

3° La duplicité de l'uretère. Elle est complète ou incomplète ; incomplète elle est toujours unilatérale, tandis que complète elle est unilatérale ou bilatérale. Observée le plus souvent à gauche et chez la femme. La fréquence est discutée: pour les uns trois fois sur cent,mais il n'existe qu'une trentaine d'observations publiées dans la littérature médicale ; il est vrai que cette duplicité peut passer inaperçue et qu'elle n'est pas toujours publiée. La plus rare est la duplicité complète bilatérale. Dans le cas de rein unique résultant de la fusion plus ou moins complète de deux reins il y a aussi duplicité de l'uretère.

Dans certains cas deux reins s'étant fusionnés d'un côté et l'autre rein étant normal, ne serait-on pas en présence de trois uretères ?

4° La triplicité de l'uretère qui existe avec trois reins.

5° Les anomalies d'abouchement qui se répartissent ainsi :

A. Imperforation de l'uretère à sa partie supérieure ou à son extrémité inférieure. La terminaison se fait en cul-de-sac dans les parois d'un organe (vessie, vagin). L'extrémité peut rester libre ou contracter des adhérences avec les parties voisines.

B. Abouchement de l'uretère dans le vagin et à la vulve.

Il peut être bilatéral, mais est très rare et s'accompagne toujours d'autres malformations. L'abouchement unilatéral est plus fréquent, il se produit le plus souvent à la vulve, près du méat, quelquefois sur le pourtour même de l'orifice, le plus souvent en arrière et à gauche.

C. Autres abouchements dans le tube intestinal, surtout dans le rectum, dans l'urèthre, dans la vésicule séminale et sur la paroi adbominale.

6° Interprétation de ces anomalies.

L'absence d'un ou deux uretères est une anomalie de développement par défaut. La duplicité provient d'une évagination double dès l'origine, dès l'extrémité inférieure du canal de Wolff. Dans les cas de rein unique la duplicité s'explique par la fusion de deux reins en un seul. Les cas d'imperforation à l'extrémité supérieure s'expliquent par la théorie des deux bourgeons ; l'imperforation de l'extrémité inférieure provient de ce que l'uretère n'est jamais entré dans l'aire de la vessie ou de ce qu'il est survenu un travail inflammatoire détruisant toute communication.

Pour ce qui est des anomalies d'abouchement, on est livré à de nombreuses hypothèses d'après lesquelles cependant il est permis de conclure que ces anomalies de l'uretère sont plutôt urétérales que wolfiennes, la persistance du canal de Wolff étant exceptionnelle.

BIBLIOGRAPHIE

Anne. — Thèse 1879.— Vices de conformation de l'anus et du rectum.
Badenhame. — *Cyclopœdia of Children.* — Vol. III.
Baker. — New-York Médical Journal 1878.
Baumm. — Archiv. fur gynœk. Berlin 1892.
Bennet-Lucas. — Practical surgery. — 1841.
Besancon. — Société anatomique. — 1889.
Bidwell. — Trans. Path. soc. London 1889-90.
Bois (d'Aurillac). — Société de chirurgie. — 1893.
Boyer. — Traité d'Anatomie. — 1809.
Broca. — Société Anatomique. — 1851.
Carrieu. — Union médicale. — 1887.
Carrieu et de Rouville. — Montpellier médical — 1887.
Cayla. — Société Anatomique. — 1886.
Chuchu. — Société de Biologie. — 1873.
Cusco. — Société Anatomique. — 1846.
Cruveilhier. — Société Anatomique. — 1860.
Davis. — Archiv. Pediatr. — Philadelphie. — 1886.
Davis-Colles. — Méd. Tim. And Gaz. — 1879.
Debierre. — Société Anatomique. — 1876-1886-1888.
Depaul. — In thèse Anne. — 1879.
Ducamp. — Société Anatomique. — 1886.
Dufour. — Société Anatomique. — 1851.
Emmet. — Traité des Maladies des Femmes.
Erlach. — Semaine Médicale. — 1889.

Favier. — Thèse 1872. — Comm. cong. du rectum avec app. urin.

Ferrand. — Société Anatomique — 1868.

Finny. — Pathol. Soc. of Dublin. — 23 mars 1878.

Font-Reaulx. — Société Anatomique. — 1868.

Frank thorp Porter. — Path. Soc. of Dublin. — 1878.

Fresson. — Société Anatomique. — 1893.

Geoffroy Saint-Hilaire. — Histoire des Anomalies. — Tome I.

Griffon. — Société Anatomique. — 1894.

Henriet. — Société Anatomique. — 1874.

Hudson — Pathol. soc. of London. — 1893.

Jacquemet et Musy. — Marseille médical. — 1893.

Jeannet. — Revue de Chirurgie. — 1887.

Jasso. — Gazette médicale de Nantes. — 1884.

J. Keating. — *Cyclopædia of the diseases of Children.* — Vol. III.

Kelly. — Pathological transaction. — Vol. VII.

Klewitz. — In thèse Favier. — 1872.

Le Dentu. — Société Anatomique. — 1873.

Lemarchand. — Sociéte Anatomique. — 1861.

Liouville et Coyne. — Société Anatomique. — 1868.

Massari. — Wiener médical Wochenschrift. — 1879.

Mitchel. — Med. et Surg. Rep. Kok. Co. Hosp. — 1890.

Montmorillon. — Revue médicale de la Suisse romande. — 1882.

Morand. — Opuscules de Chirurgie.

Morestin. — Société Anatomique. — 1894.

Noël. — Société Anatomique. — 1892.

Orthmann. — Centralblalt fur Gynœkologie.— Leipsig. — 1893.

Otto et Palfyn. — In Memoire Secheyron. — 1889.

Perregaux. — Société Anatomique. — 1891.

Pigné. — Société Anatomique. — 1836-1837.

Pilate. — Société Anatomique. — 1867.

Pochon. — Société Anatomique. — 1895.

Poulaillon. — Société Anatomique. — 1890.

Poirier. — Société de Biologie. — 1891.
Roberts. — Reynolds System of médecin. — Vol. III.
Secheyron. — Archives de Tocologie. — 1889.
Retterer. — Société de Biologie. — 1895.
Schræder. — Obs. Anat. historiœ. — Amstedolami. — 1674.
Sebileau et Madiano. — Société Anatomique. — 1889.
Saller. — Lyon Medical. — 1862.
Spaletta. — Société Anatomique. — 1895.
Stoltz. — Gazette Médicale de Strasbourg.
Tiedemann. — Anat. der Hopflosar Missgeburten.
Thompson. — Pathological Transactions. — Vol. VI.
Viguier. — In Memoire Secheyron. — 1889.
Wolfler. — Semaine médicale. — 1895.
Wood. — Pathological Transaction. — Vol. XIX.
Wreisberg. — Comment. soc. reg. scientiarum. — Gœttingue. — 1879.
Weigert. — Arch. sur Path. An. — Berlin. — 1886.

PARIS. — Imprimerie Henri JOUVE, 15, Rue Racine.

www.ingramcontent.com/pod-product-compliance
Ingram Content Group UK Ltd.
Pitfield, Milton Keynes, MK11 3LW, UK
UKHW031940260826
14628UKWH00004B/1746

9 782019 646424